BAINS DE MER

DES

CATALANS

A MARSEILLE.

Traitement des Vaches Laitières

PAR L'IODURE DE POTASSIUM, LE CHLORURE DE SODIUM ET LE FER.

Emploi du Lait Chloro-Ioduré Ferreux en Médecine.

PAR

LE DOCTEUR BERRUT,

Chef des Travaux Anatomiques de l'École de Médecine.

MARSEILLE.

IMPRIMERIE ET LITHOGRAPHIE DE JULES BARILE,

Rue Paradis, 13.

1861.

BAINS DE MER DES CATALANS

A MARSEILLE.

Traitement des Vaches Laitières

PAR L'IODURE DE POTASSIUM, LE CHLORURE DE SODIUM ET LE FER.

Formation du lait chloro-ioduré-ferreux dans leur organisme.

EMPLOI DE CE LAIT EN MÉDECINE.

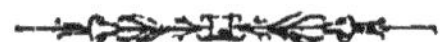

L'utilité de la pratique des bains de mer repose sur l'analogie de composition chimique entre les principes tenus en dissolution dans l'eau de mer et les principes constitutifs du corps humain et dissous dans le sang.

D'une part : on trouve dans l'eau marine de l'hydrogène, de l'oxigène, du carbone, des chlorures de sodium (sel marin), de potassium, de magnésium. de calcium, des sulfates de magnésie, des sulfates et des carbonates de chaux, du bromure de sodium, de l'iode, du phosphore, du peroxide de fer.

Et la chimie constate dans le corps humain de l'oxigène, de l'hydrogène, du carbone, des carbonates, des sulfates, des phosphates de chaux, du chlorure de sodium (sel marin), de l'iode, du selquioxide de fer.

D'autre part : l'observation démontre que la vie n'est possible que par l'introduction dans le corps de l'homme de substances venues du dehors, qui toutes, qu'elles soient introduites par la peau, par la respiration, par la digestion, jouent le rôle d'aliment. Nous savons, en effet, que nous éprouvons du bien-être ou du malaise, que nous sentons des forces plus ou moins accusées au point de vue physique, intellectuel ou affectif suivant que nous sommes bien nourris ou à jeun ; d'où il est logique de conclure que les combinaisons effectuées dans notre organisme y développent des forces physiques, intellectuelles, sensoriales, qui sont notre mode de vitalité.

Mais toutes les substances ne sont pas également propres à être introduites dans notre économie, et la chimie, par l'analyse de nos alimens habituels, nous a révélé la loi de notre nutrition résumée dans cette formule : une alimentation pour être complète, doit contenir tous les principes minéraux constitutifs du corps humain.

Je dis minéraux, car que l'homme introduise dans son estomac directement les principes minéraux comme quand il mange du sel, quand il boit de l'eau ; qu'il s'assimile les herbages ou la chair des animaux, il puise toujours à la source terrestre, les animaux étant nourris par les plantes, les plantes prenant leur origine, leur entretien et leur développement dans la terre et dans ses matières minérales. La matière minérale voilà l'élément de tout ce qui est et vit sur notre planète

Mais l'homme n'emprunte pas directement la matière de ses éléments dans la nature minérale. La diversité même de ses parties constituantes, formées de 20 éléments, et la simplicité correspondante des substances minérales qui ne sont groupées que 1 à 1, 1 à 2, 2 à 2, lui rendent ce procédé impossible, aussi voyons nous dès les premiers âges de l'humanité, l'homme se nourrissant des fruits de la terre et du produit de la chasse, qui lui donnaient, réunis sous un petit volume, toutes les substances nécessaires à la rénovation de ses organes et le voyons-nous plus tard, assurer d'une manière plus certaine encore son alimentation, par la captivité des troupeaux.

A côté d'avantages incontestés, ce mode exclusif d'introduction des substances alimentaires, a ses inconvénients. Le sel marin, par exemple, arrive de la terre dans les racines des plantes et se combine avec les substances de ces plantes. Cette combinaison donne naissance à un dégagement de chaleur et d'électricité mis à profit par la plante, au bénéfice de son développement. L'animal qui se nourrit de ces herbages, absorbe à son tour ce sel marin, mais à un état d'assimilation avec le tissu végétal tel, que sa combinaison nouvelle aura moins d'activité et dégagera moins de forces ; aussi voyons-nous les animaux chercher à absorber en nature le sel marin, pour profiter de l'intégralité des forces que sa combinaison dégage. A l'exemple des animaux, nous voyons également l'homme, qui se nourrit de leur chair, ne pas se montrer satisfait du sel marin contenu dans leur viande, parce que sa combinaison déjà avancée, ne donne plus lieu qu'à un petit dégagement de forces, mais l'ajouter en nature à l'état minéral aux produits végétaux qu'il absorbe, au pain, ainsi qu'aux produits animaux, aux viandes ; et non content de le faire entrer dans toutes les préparations culinaires, le tenir constamment sur sa table pour le mêler à mesure que son appétit le réclame, à toutes les substances qu'il introduit dans son estomac, afin d'en diminuer l'insuffisance, c'est-à-dire la fadeur. C'est pour satisfaire au même besoin, qu'il absorbe avec plaisir les huîtres, les moules, les clovisses et tous ces minéraux animés, qui conservant intègre leur saveur minérale, passent de l'état de nature dans son estomac.

Les mêmes déductions sont applicables aux sulfaes, aux carbonates et aux phosphates de chaux, si abondants dans l'eau de mer et dans le tissu des os de l'homme ; elles le sont également à l'oxide de fer existant à l'état de peroxide dans la mer, et à celui de sesquioxyde dans le sang.

De même que l'enfant après avoir reçu du sein de sa mère, sa nourriture toute prête et toute digérée, cherche à exercer ses organes digestifs, emprunte directement à l'alimentation, et se procure ainsi un plus grand dégagement de forces; de même l'homme, non content de mélanger de la matière minérale à son alimentation, cherche à en appréhender directement, pour augmenter aussi ses forces.

Voilà pourquoi, affadi par une alimentation de pur entretien, qui imbibe ses organes sans caractériser sa vie, sentant ses forces déprimées, après avoir épuisé l'application de toutes les méthodes hygiéniques de serre chaude et de tous les procédés de médication anodine, l'homme fait retour à la nature minérale et demande directement aux diverses eaux, la réviviscence de ses forces.

Tels sont les principes vrais, inattaquables, sur lesquels repose l'usage des eaux minérales.

A proprement parler, l'eau pure n'a sa source que dans l'alambic du chimiste et toutes les eaux sont des eaux minérales, car toutes contiennent divers sels et à cette condition seulement elles sont potables et propres à nos usages domestiques. Certaines sources se font remarquer par des principes spéciaux qui, donnés à l'organisme, refont ses conditions de normalité et rétablissent ses fonctions. Mais de toutes les eaux, la plus généralement utile au plus grand nombre, celle qui contient les principes minéraux les plus abondants et les plus variés, c'est sans contredit l'eau de mer, ce qui est facile à comprendre, si nous remarquons que toutes les eaux minérales qui arrivent à la surface libre de la terre, après avoir parcouru les couches de basalte, de porphyre et de granit et les couches sédimentaires viennent sourdre aussi à la surface de la terre couverte par les mers et se mêler à la masse des eaux marines. Cette considération permet de regarder l'eau de mer comme l'eau minérale par excellence, celle dont l'usage est nécessaire à tous, puisque tous nous avons besoin de prendre directement des principes minéraux, pour jouir de la plénitude de notre vie. Aussi, après avoir consulté les annales de la science sur la nocuité et l'innocuité de l'usage de l'eau de mer ; après une observation longue et réfléchie sur les habitudes des familiers de la mer, qui pendant l'été peuplent nos côtes ; après m'être moi-même confié à la mer, à toute heure et en toute saison, je ne craindrais pas de dire que les portes des bains de mer hygiéniques peuvent être ouvertes à deux battans, en laissant à chacun le soin d'en prendre ce qui lui convient. La médecine n'a pas à s'en mêler ; c'est à l'industrie privée d'y apporter les aménagements qui plairont aux baigneurs

Marseille depuis longtemps est dotée de plusieurs établissemens de bains de mer dont les propriétaires, du moins quelques uns, ont fait de louables efforts pour les amener à rendre des services : les bains de feu le docteur Giraudy, ceux de la Méditerranée, du Prado, les bains Phocéens et quelques autres établissemens plus modestes et non moins utiles.

Depuis deux ans un intelligent administrateur, M. l'ingénieur Borde, a créé dans l'enceinte même de Marseille, sur la plage des Catalans, un établissement de bains de mer dont l'installation, au point de vue hygiénique, me paraît bien entendue. Autour de deux bassins ont été élevées 300 cabines qui conduisent, par un large escalier, sur le fond de sable des bassins. Un grand réservoir d'eau douce, placé sur la hauteur, alimente des conduits qui amènent, du côté des hommes, l'eau dans des piscines mises à la disposition des baigneurs; du côté des dames, ces canaux viennent jeter une ramification dans chaque cabine pour permettre aux baigneuses des lotions d'eau douce afin de dépouiller leur corps de la couche saline qui, en restant au contact d'une peau délicate, l'irriterait au-delà des limites voulues par l'hygiène. Un cabinet de douches en pluie et à colonne d'eau de mer et d'eau douce est affecté au service des bains des hommes et à celui des bains des dames.

Le sucès obtenu par cet établissement, dès la première année de son ouverture, a excité le zèle de son administration. A la seconde saison quelques appareils médicaux furent ajoutés aux bains hygiéniques, et un petit hôtel ouvert aux étrangers; cette année, un vaste hôtel a remplacé le petit, et nous pouvons dire que nous sommes en possession, à Marseille, d'un des établissemens les plus complets, qui existent sur nos côtes.

Un établissement thalasso-thérapique (hydrothérapie à l'eau de mer) a été édifié à côté des bains ordinaires et, entièrement séparé de ceux-ci, il est exclusivement affecté au traitement des malades. Là se trouve disposée une longue galerie de bains chauds, et à chaque baignoire correspondent quatre courants : deux froids d'eau de mer et d'eau douce, deux chauds également d'eau de mer et d'eau douce, afin de permettre aux malades de prendre les bains d'eau de mer à tous les degrés de dilution et de concentration voulus par la nature de la maladie.

Divisé en deux parties similaires et contigues pour les deux sexes, l'établissement thalasso therapique se compose de chaque côté :

1° D'une grande salle de douches à l'eau de mer. Ces douches sont rendues possibles au moyen d'une machine à vapeur qui puise l'eau dans la mer et l'élève dans un grand réservoir placé sur le sommet du coteau, d'où, avec une pression de 14 mètres, elle vient former les

Douches en pluie,

— à colonne,

— enveloppante,

Douches ascendante,
— mobile,
— en ceinture.

Une disposition spéciale donne aussi la douche écossaise.

2° D'un cabinet de sudation à vapeur sèche.

3° D'un cabinet de sudation à vapeur humide.

4° D'une large piscine.

5° De vestiaires.

La salle des douches, les cabinets de sudation, la piscine, les vestiaires sont en communication par une galerie et permettent l'emploi de tous les procédés de réaction par l'eau marine à ciel couvert pour les organismes délicats. La partie de la plage située au devant de l'établissement médical est tout entière destinée aux malades qui ont besoin de combiner l'action de l'eau de mer, subie dans la mer même, avec son action dirigée par la thérapeutique. Cette disposition permet au malade de franchir d'un pas l'espace qui de la mer l'amène sous les douches prêtes à pleuvoir.

Des bains de vagues affectés au traitement des maladies utérines donnent à la femme, placée dans la position horizontale, la faculté de recevoir la vague sur le col utérin même au moyen d'un appareil très simple.

Si les bains de mer, au point de vue hygiénique, n'ont pas besoin du contrôle du médecin, il n'en est pas de même au point de vue curatif. En présence d'un organisme en souffrance, qui est mal avec son milieu, en lutte avec ses excitans, il importe pour rétablir l'ordre de ne pas s'en tenir à la brutalité d'un précepte absolu, mais de descendre daus les détails de cet organisme troublé, pour refaire ses conditions d'harmonie. Ici, il ne faut pas craindre de le dire, bien des malades, sans consulter le directeur ordinaire de leur santé se jettent en aveugles dans le traitement minéral et la légèreté de leur détermination a été fatale à plus d'un.

Devant des considérations de cette gravité il faut se souvenir que si la médecine comme science doit s'élever à la hauteur de la généralisation et indiquer le traitement d'une maladie, la médecine pratique ou l'art doit s'occuper non plus du traitement de telle maladie mais bien du traitement de M. A, de M. B., atteint de telle maladie, ce qui est bien différent.

Ces réserves bien convenues, le corps humain contenant normalement 250 à 300 grammes de sel marin, de l'iode, du phosphate et du carbonate de chaux, du fer, etc., on peut résumer l'idée fondamentale de l'emploi de l'eau de mer en disant :

Il faut donner des principes salins aux organismes qui en manquent.

Dans ma pensée la cause la plus féconde de la privation des principes salins réside dans la création des nouveaux êtres, dans les fonctions de génération.

Une femme conçoit, son alimentation, dès ce moment, doit apporter dans son organisme non seulement les principes salins nécessaires à la rénovation de son sang, de ses muscles, de ses os, mais encore ceux nécessaires à la constitution du sang, à l'édification de tous les os de son enfant. Chez la femme dont les forces digestives sont accrues pendant la grossesse, ce résultat sera obtenu sans une exagération aussi grande de l'appétit qu'on serait tenté de l'admettre, car il ne faut pas oublier que pendant la grossesse se trouvent suspendues ces déperditions mensuelles, riches en substances plastiques et en sels, qui constituent le flux cataménial. Mais si au lieu d'augmenter, l'appétit diminue, si les digestions sont troublées, la répartition des principes salins insuffisants se fera ou un peu plus au bénéfice de la mère, et l'enfant sera rachitique, c'est-à-dire avec des os mous, parce qu'ils manquent de principes salins, ou un peu plus au bénéfice de l'enfant et la mère sera anémique. Telle est la cause de ces constitutions débiles si fréquentes chez nos jeunes femmes après un ou plusieurs accouchements; elles peuvent arriver jusqu'à la ruine, si, après avoir fourni à leur enfant pendant la grossesse, elle se laissent aller au sentiment le plus respectable sans doute, mais souvent imprudent de continuer à leur faire aspirer leur existence par l'allaitement.

En prenant les cas les plus exagérés, nous rencontrons des femmes chez lesquelles le besoin de principes salins ira jusqu'à déterminer l'appétence pour ces principes. On voit en effet des femmes avoir un goût nettement décidé pour les substances salines et notamment pour le sel marin, et chercher à en dérober furtivement pour échapper aux reproches de leur entourage. M. Paul Dubois cite l'exemple d'une femme qui pendant sa grossesse allait dans la campagne manger de la pierre tendre, et une autre qui, à l'hôpital St-Côme, grattait le badigeon des murs pour le manger, exactement comme les brebis lèchent les efflorescences de salpêtre sur les murs de la bergerie.

Le sang ne peut être privé de ses substances salines sans qu'il résulte de cette privation des phénomènes qui ont leur retentissement dans toute l'économie puisqu'il est lui-même la source où puisent tous les organes. Aussi voyons-nous chez les femmes anémiques la peau pâle et décolorée, car comme dit Magendie : « Le sel marin a une influence prononcée non seulement sur la coagulation du sang, mais encore sur sa coloration ; le mélange du sang sorti de la veine et additionné de sel marin est d'un très beau rouge artériel même à son centre et dans les points où il n'est pas en contact avec l'air. » « L'action du sel commun sur le sang, ajoute-t-il, est un phénomène d'autant plus digne de notre attention que la nature elle-même nous a donné le besoin instinctif de cette substance que nous retrouvons partout en grande quantité. »

Avec l'anémie on remarque quelquefois que la menstruation devient beaucoup plus abondante parce que moins coagulable, privé de plasticité, le sang filtre avec trop de facilité à travers les tissus ; et si ces hémorrhagies ne sont point très fréquentes, l'écoulement de liquides blancs est au contraire chose commune et les leucorrhées ne font qu'augmenter la faiblesse générale en rendant persistantes les déperditions. C'est à ces états que convient particulièrement le traitement thalasso-thérapique employé avec le discernement et la circonspection qu'exige l'emploi d'un modificateur puissant.

L'atonie des tissus chez les anémiques étant surtout caractérisée par l'inactivité des combinaisons organiques, il est logique qu'il se forme des accumulations de liquides que j'oserai dire incombinés, c'est-à-dire des stases, des engorgements des organes. Un des plus fréquens est celui de la matrice. Soumise à une congestion mensuelle, subissant, par intervalle, un développement inaccoutumé, celui de la grossesse, il arrive souvent que l'accouchement fait, la matrice par défaut de résorption des principes accumulés pendant neuf mois, reste plus volumineuse, par suite plus pesante, mais alors les ligamens qui la maintiennent suspendue dans sa position, n'ayant pas reçu un accroissement de résistance en rapport avec son accroissement de pesanteur, sont entraînés, tiraillés par son poids, allongés au-dela des limites de leur élasticité, ils perdent leur ressort et l'organe descendu dans l'excavation a définitivement dévié de sa position normale; la descente de matrice à ses divers degrés est un fait accompli.

Diminuer le poids de la matrice en faisant résorber l'engorgement, abreuver les ligamens de matière saline pour rapprocher leurs molécules et raccourcir leur longueur, telle est l'indication à remplir et dans ce cas l'efficacité du bain de vague, ne laisse aucun doute dans l'esprit des médecins du littoral.

Des considérations analogues à celles que nous avons énoncées établiraient la nécessité de l'eau minérale marine chez les sujets lymphathiques descendants directs des femmes anémiques; ils sont remarquables par le peu de forces qu'ils dégagent à cause du peu d'énergie de leurs combinaisons organiques. L'indolence qui est le signe distinctif de leur caractère est aussi celui de leurs actes fonctionnels. Les ganglions lymphatiques, les glandes, les viscères, les os eux-mêmes deviennent le siége de congestions, qu'on a bien nommées, en les disant engorgements indolens.

Toutes les variétés de la maladie scrofuleuse et les scrofuleux pulmonaires ou tuberculeux, ou phthisiques, me paraissent aussi justiciables de la mer.

Chez des sujets guéris depuis plusieurs années de la phthisie et ayant succombé à une autre maladie, on a pu examiner chimiquement les tubercules passés à l'état crétacé, c'est-à-dire guéris, et reconnaître qu'ils sont formés d'une proportion notable de chlorure de sodium d'où on a été amené à penser que l'introduction d'une grande quantité de chlorure de sodium devait être utile pour empêcher la suppuration et amener la solidification de ces tubercules.

Je ne voudrais pas dire cependant que la phthisie pulmonaire guérit facilement par le traitement salin; je veux seulement affirmer qu'elle n'est pas fatalement mortelle; que des cas de guérison ont été obtenus par Amussat, Amédée Latour, et d'autres. Dans trois mémoires, sur les vaches laitières traitées par l'iodure de potassium, le chlorure de sodium et le fer, j'ai publié des faits que javais observés moi-même et qui appuient mon affirmation, et j'ai indiqué les conditions que l'observation nous donne comme ayant plus d'une fois déterminé la guérison.

Les pertes séminales chez l'homme, les excès de travail, les veilles, toutes les occupations et tous les loisirs de la vie sédentaire qui en ralentissant les combinaisons organiques dépriment les forces, sont heureusement modifiées sous l'influence du traitement thalasso-thérapique.

Pour arriver à la réalisation de résultats si désirables il importe de déterminer les procédés au moyen desquels on favorise l'introduction dans l'économie des substances salines.

On peut les introduire par plusieurs voies :

Par la peau,

Par la surface pulmonaire,

Par les surfaces accidentelles,

Par la surface digestive.

Par la peau.—En plongeant le corps dans l'eau de mer, on réalise les conditions de l'absorption par imbibition simple.

Mais il faut remarquer que, suivant la température du bain, le corps jette ses liquides propres dans le bain, ou absorbe le liquide du bain, ainsi :

1° La température de l'eau étant supérieure à celle du corps, la sortie des liquides du dedans au dehors devient prédominante et le corps perd ;

2° La température de l'eau étant inférieure à celdu corps, le liquide marche du dehors au dedans et le corps gagne en poids comme dans le bain ordinaire ;

3° La température de l'eau étant à peu près celle du corps il y a balance, le corps n'augmente ni ne perd.

Les substances salines dissoutes dans l'eau sont

entraînées dans le corps avec elle. L'expérience prouve en effet que les dissolutions de sucre ou de sel se dirigent par endosmose vers une dissolution d'albumine alors même que ces diverses dissolutions marquent le même degré à l'aréomètre, et remarquons que le sang est une dissolution d'albumine.

Les frictions et la pression sur la peau favorisent l'imbibition, augmentent l'absorption, et amènent une excitation physique qui détermine la réaction générale ou locale suivant qu'elles sont exercées sur toute la peau ou localisées.

Tels sont les principes généraux qui servent de base à la pratique des bains à diverses températures, des douches avec une pression disséminée ou en pluie, concentrée sur un point ou à colonne, enveloppante, ascendante, des douches à température variée d'une manière intermittente, douche chaude alternant avec douche froide et se répétant dans leur alternance pour faire naître par les passages subits de chaleur et de froideur une réaction difficile.

Dans le bain de vagues c'est la mer elle-même, qui par son mouvement d'ascension et de descente, se charge d'administrer la douche.

On a prétendu à tort, à mon avis, que les bains et douches d'eau de mer n'avaient qu'une action physique sur l'économie. Il me paraît incontestable que l'action physique, ou soit le mouvement propre ou communiqué de l'eau de mer active singulièrement l'action chimique ou les combinaisons des substances introduites ; mais que c'est à ces combinaisons même qu'est dû le dégagement de chaleur et d'électricité ou réaction que le corps ressent sous l'influence de l'eau de mer ; que c'est à ces combinaisons qu'il faut attribuer le resserrement des chairs, qui de molles et languissantes deviennent fermes et bien tenues, et la tonicité des manifestations sensoriales, qui d'apathiques et indécises deviennent actives et résolues.

Par la surface pulmonaire. — L'eau de mer en venant se briser sur le rivage se pulvérise en molécules fines qui, suspendues dans l'air, sont entraînées à la surface du poumon où elles sont absorbées avec l'oxigène de l'air.

Par les surfaces accidentelles. — Les plaies atoniques résistant à la cicatrisation, indolentes comme celles qui recouvrent les tumeurs blanches, etc., sous l'influence de l'eau de mer bourgeonnent et cicatrisent.

Par la surface digestive. — Le traitement par l'eau de mer en boisson a ses avantages et son opportunité pour les malades dont le tube digestif est en bon état, mais pour les organismes débilités et délicats, une membrane muqueuse d'une exquise sensibilité ne peut supporter sans s'irriter, une eau contenant des masses salines aussi considérables. Les combinaisons seraient si actives sur cette surface tomenteuse et veloutée qu'elles donneraient lieu à un dégagement de chaleur brûlante, à des congestions, des inflammations qui activeraient la vie au-delà des limites de la santé. Pour profiter cependant de cette voie d'absorption précieuse, j'ai soumis des vaches au traitement des principes les plus réparateurs de la mer, l'iodure de potassium, le chlorure de sodium et le fer et le lait chloro-ioduré ferreux produit dans leur organisme, est devenu un mode d'administration des principes marins accepté par l'estomac avec des avantages marqués et l'innocuité la plus complète.

Les succès obtenus dans le traitement des malades à l'Hôtel-Dieu par le lait chloro-ioduré ferreux et consignés dans trois mémoires adressés à la commission administrative dès hôpitaux de Marseille, les heureux résultats encore en voie d'accomplissement chez plusieurs malades qui ont pris à leur charge l'entretien d'une vache entraînée au traitement ioduré, ont déterminé l'administration des bains des Catalans à annexer à leur établissement une vacherie au lait chloro-ioduré ferreux qui ne peut manquer de rendre les services que nous avons pu constater à l'Hôtel-Dieu. Cette pratique repose sur les considérations développées dans les mémoires cités et que je résume en disant :

Le lait chloro-ioduré ferreux, contient combinés par l'acte digestif de la vache :

1° De l'iode dont l'efficacité contre la scrofule a été mise en lumière par Lugol ;

2° Du chlorure de sodium (sel marin), si utile à notre organisme qu'il entre dans la préparation de tous nos aliments ; si nécessaire, que la religion, primitivement dépositaire des préceptes de l'hygiène, comme symbole de cette nécessité, nous le met sur les lèvres à notre entrée dans la vie ; si indispensable qu'elle ne l'a jamais compris dans les austères privations du cloître ;

3° Du fer qui fait partie intégrante du sang ;

4° Du lait que la chimie nous montrerait aliment complet, composé dans les plus justes proportions des deux catégories d'aliments plastiques et carbonés, nécessaires à la digestion et à la combustion pulmonaire, si notre expérience ne nous faisait pas assister tous les jours à la vie et à l'accroissement des enfants qui ne prennent pas d'autre nourriture.

Il faut remarquer que l'air que nous respirons contient normalement de l'iode ;

Que le chlorure de sodium fait normalement partie de toutes nos substances alimentaires ;

Que, comme l'a démontré M. Payen de l'institut, des traces de fer existent normalement dans le lait ;

Et que le liquide nourricier provenant des vaches entraînées ne se distingue des autres préparations alimentaires que par une augmentation de proportion des principes iodés, chlorurés, ferreux, dont ont besoin les lymphatiques, de la même manière que certains estomacs ont besoin d'une augmentation de proportion de viande, d'herbage ou d'épices afin que la digestion s'accomplisse mieux.

Voilà pourquoi je voudrais avoir assez d'autorité pour enlever à un mot sa signification vicieuse et dire que le lait chloro-ioduré-ferreux n'est pas un médicament, mais bien un aliment approprié aux organismes débilités ;

Pourquoi il neutralise les effets de la constitution scrofuleuse, et livre ainsi à l'action chirurgicale une mission conservatrice possible ;

Pourquoi, en réparant la nutrition en souffrance, il produit des changements si favorables chez les sujets lymphatiques, et procure des guérisons plus complètes que le fer et l'iodure de fer dans la chlorose et l'anémie.

Aux considérations précédentes relatives aux diverses méthodes du traitement thalasso-thérapique je dois ajouter qu'à Marseille, sur la plage des Catalans où j'ai pris mes observations, l'eau de mer marque dix degrés centigrades au-dessus de zéro pendant la saison la plus rigoureuse de l'hiver et qu'elle atteint jusqu'à 25 degrés centigrades pendant l'été.

Après avoir pris toutes les dispositions exigées

pour la sage distribution du traitement minéral, l'administration des Bains des Catalans a été bien inspirée en consacrant une partie de sa concession à l'organisation de bains hygiéniques à prix réduits accessibles à la classe des travailleurs. Cette heureuse pensée lui portera bonheur. Il serait à désirer pourtant qu'elle eût pu organiser aussi un établissement Thalasso-Thérapique à prix réduits pour faire profiter la population ouvrière des applications de l'eau de mer dans le traitement des maladies. Mais il est facile de voir que la pensée large, qui préside à l'organisation de l'établissement des Catalans, se meut à l'étroit dans les limites de son périmètre. Un agrandissement de son rayon lui permettrait de satisfaire à toutes les exigences de l'utilité publique et de créer, sur de belles proportions, pour donner satisfaction à tous les besoins, de vastes thermes thalasso-thérapiques.

En attendant, félicitons-nous de voir édifié un établissement déjà si important et qui promet de recevoir tous les développements que comporte le présent et l'avenir de notre grande Cité.

www.ingramcontent.com/pod-product-compliance
Ingram Content Group UK Ltd.
Pitfield, Milton Keynes, MK11 3LW, UK
UKHW021039200726
13857UKWH00005B/1809